AF240037

$T_c \, {}^{23}_{20}$

NOUVEAUX RENSEIGNEMENS

SUR L'EMPLOI ALIMENTAIRE

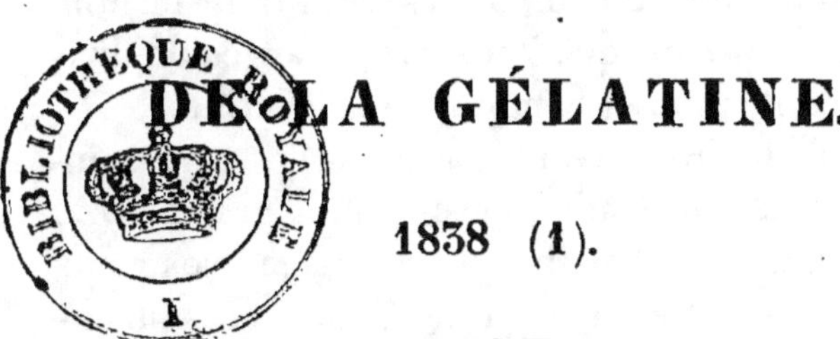

DE LA GÉLATINE.

1838 (1).

Rapport à *l'Administration du Dépôt de mendi-
cité de Lyon sur la gélatine et l'appareil de
M. D'ARCET, établi dans l'hospice, par le docteur
Montain, rapporteur de la commission.*

Messieurs,

Le désir d'améliorer l'alimentation de vos détenus, vous a engagés à accepter la proposition
de votre honorable collègue *M. Delahante*, sur
l'établissement de l'appareil de M. d'Arcet pour la
confection de la gélatine. Déjà, par un premier
rapport, vous avez appris que cet appareil avait
été construit d'après les procédés de son auteur
et que le succès avait parfaitement répondu à

---

(1) La collection de tout ce qui a été publié par M. d'Arcet depuis 1814, relativement à l'emploi alimentaire de la gélatine, se trouve au bureau central de la Société polytech-
nique, chez M. De Moléon, rue de la Paix, 20.

1

notre attente, malgré quelques imperfections inséparables d'un premier essai : aujourd'hui je viens vous rendre compte des résultats, au nom de la commission que vous avez chargée de diriger la confection et l'emploi de la gélatine.

Je puis le dire d'avance, au nom de votre commission qui en a suivi, avec le plus grand soin, la fabrication, la distribution et l'usage ; vos vœux et ses soins ont été couronnés d'un succès incontestable.

Depuis près d'une année, nous avons obtenu, tous les jours, environ trois cents litres de bouillon gélatine qui ont été distribués aux détenus, de sorte que journellement ils ont eu des soupes animalisées fortifiantes et nourrissantes.

La quantité de gélatine obtenue par jour a été, terme moyen, de 285 litres.

Les frais nécessaires à la fabrication de la gélatine, pour cette quantité, sont les suivans :

Charbon de terre, 132 kil. par jour, à 3 francs les 100 kil. . . . . 4 » c.

Le salaire de deux employés, non compris la nourriture, parce que ce sont des détenus qu'il faudrait également nourrir. 1 o5

Menus frais et éclairage. . . . . . . » 25

Total de la dépense par jour. . . 5 f. 3o c.

Ce qui fait 159 francs par mois, ou, en y ajoutant quelques dépenses imprévues. . . . . 16o fr.

Sur cette dépense nous devons défalquer la vente de plusieurs produits.

1° Les débris *des os*, qui dépouillés de leur partie médullaire et d'une grande portion de leur gélatine, peuvent être utilisés comme engrais et surtout pour la fabrication de différens objets ; jusqu'à présent, nous n'avons pu les vendre à leur juste valeur, cependant, d'après quelques essais, j'ai l'espérance de tripler le prix que l'on y a mis jusqu'à ce jour. Ils ont produit 22 francs 50 centimes par mois, en les vendant 5 francs les 100 kil. et nous en avons obtenu 450 kil. par mois, ci . . . . 22 f. 50

La graisse obtenue par le procédé de M. d'Arcet, est une moelle douce, blanche, supérieure à celle des grandes cavités osseuses ; nous en avons obtenu 45 kil. par mois, et la vente de ce produit nous indemnisera d'une partie des frais, surtout d'après les expériences que j'ai faites et les succès que j'ai obtenus de son emploi, soit dans la *pharmacie*, soit comme *cosmétique*, par rapport à sa douceur, son onctuosité, pour remplacer la moelle de bœuf trop peu abondante et, surtout, l'axonge auquel elle est bien supérieure pour toutes ces préparations, surtout les *baumes* et les *pommades*, les savons à base de potasse, etc., de sorte que ce produit a pu donner environ 45 francs par mois, somme qui, par la suite, pourra beaucoup être augmentée : ainsi, nous pouvons diminuer, sur les frais mensuels de 160 francs, la somme de 67 fr. 5o c., ce qui réduirait la dépense à la somme de 92 fr. 5o par mois. Nous ne devons pas oublier que, grâce à l'intercession de notre honorable collègue, *M. Delahante*, nous obtenons gratuitement les os de bœuf que l'administration des hôpitaux veut bien nous donner. Nous devons, en même temps, vous faire remarquer qu'une partie du charbon nécessaire à notre appareil serait indispensablement employé à la cuisine pour la confection des soupes par le procédé ordinaire. Nous espérons même pouvoir réunir dans un même local et préparer à l'aide du même foyer tous les alimens nécessaires à cet établissement.

L'avantage le plus grand, le plus digne de vos désirs et de votre sollicitude est, sans contredit, l'influence avantageuse que l'alimentation par la gélatine a eue sur l'état sanitaire, dans cet établissement.

Depuis l'usage de la gélatine, *vos infirmeries sont vides*, vos détenus jouissent d'une santé aussi parfaite que l'on peut le désirer chez des individus minés par tant de vices et de misères; car, vous le savez, Messieurs, la plupart de vos détenus sont les chefs de file de ces milliers de mendians qui obstruaient nos rues et inondaient notre ville, et qui étalaient à nos regards tant d'infirmités simulées ou provoquées; de nos jours, grâce à cet établissement, on ne voit plus que rarement quelques misérables, tendre la main dans l'ombre et à l'écart.

Cet état sanitaire vous est constaté par votre estimable médecin, M. le docteur *Répiquet*, qui donne gratuitement ses soins avec tant de zèle et de désintéressement à vos malades. Aussi vos dépenses de pharmacie ne sont pas comparables à ce qu'elles étaient dans les années précédentes.

Cependant le mouvement de votre population a été supérieur à celui des années précédentes, et de plus la saison a été remarquable par les nombreuses causes de maladies, suites inévitables d'un hiver rigoureux et d'un printemps humide, orageux, et, ainsi tandis que tous nos hôpitaux regorgeaient de malades, *grâces à notre régime alimentaire*, nos détenus jouissaient d'une bonne santé.

Nous vous ferons remarquer que nous avons donné la gélatine avec les condimens nécessaires pour la rendre sapide, et par conséquent propre à être digérée. L'expérience nous a donc prouvé l'utilité de la gélatine, ses propriétés alimentaires et son influence avantageuse sur la santé : expérience qui ne peut être révoquée en doute puisque l'usage et le temps l'ont consacrée.

Ainsi, Messieurs, a été accompli le but que vous vous étiez proposé, celui d'améliorer la position de vos détenus, de diminuer les causes de maladies, en leur donnant un régime plus alimentaire, plus animalisé, sans trop augmenter les dépenses.

Signé : MONTAIN, *Rapporteur.*

Le présent rapport a été lu et approuvé par le conseil d'administration dans sa première séance d'août 1838.

A. DELAHANTE,

Vice-Président de l'Administration
du Dépôt de mendicité de Lyon.

ADMINISTRATION DES HOSPICES CIVILS

ET DES ENFANS-TROUVÉS.

Rapport de M. l'Administrateur chargé de la surveillance de l'hospice de St-Nicolas, sur l'emploi de la Gélatine dans le régime alimentaire de la population de la maison. — Metz (Moselle), 10 janvier 1838.

Convaincus des avantages que présente la gélatine dans le régime alimentaire des vieillards et des enfans admis à l'hospice de St-Nicolas, et voulant, autant qu'il dépendait de vous, améliorer le sort des malheureux, vous avez sur ma proposition décidé, par délibération du 6 novembre 1835, qu'à la substance gélatineuse destinée à faire le bouillon des pauvres, il serait ajouté 10 kilogrammes de viande par jour. Le but, Messieurs, que vous vous étiez proposé a été atteint : au moyen de l'addition de cette faible quantité de viande de bœuf, les 1200 rations de bouillon distribuées journellement, terme moyen pour toute l'année, ont procuré à la population de l'hospice une soupe tout-à-la-fois saine et agréable.

Je n'hésite pas à vous faire la même proposition pour l'année 1838, et je suis persuadé que vous l'accueillerez favorablement. Il vous suffira, pour vous décider, de jeter un regard sur le passé et d'envisager le présent, de comparer l'état sanitaire de la maison avant l'établissement de l'appareil, à ce qu'il est aujourd'hui ; autrefois vous n'aviez sous les yeux qu'une population languissante et maladive, aujourd'hui, la santé délabrée des admis se rétablit *au bout d'un mois ou deux* de séjour à l'hospice, et se soutient dans un état prospère. Autrefois, nos infirmeries étaient à peine suffisantes, aujourd'hui, *elles sont pour ainsi dire désertes* à toutes les époques de l'année, même celles où la population de la ville compte un si grand nombre de malades.

Ce sont là, Messieurs, des résultats avantageux que nous ne pouvons attribuer qu'à l'emploi de la gélatine, puisque dans la nourriture des pauvres il n'a été apporté aucune autre modification.

Nous vous proposons donc d'autoriser l'économe à faire par jour pour 1838, comme en 1837, la dépense de 10 kilogrammes de viande de bœuf, qui seront ajoutés à la dissolution gélatineuse.

Pour copie, le Secrétaire des Hospices,

MATHIEU.

———

Observations ajoutées par **M. d'Arcet,** *aux deux rapports qui précèdent.*

On voit, dans le rapport qui a été fait par M. le docteur Montain, à l'administration du Dépôt de mendicité de Lyon, que l'appareil produit par jour 285 litres de dissolution gélatineuse au moyen d'une dépense de 3 fr. 09. Le litre de dissolution gélatineuse contenant autant de matière animale que le bouillon ordinaire, ne revient donc en ce moment, dans cet hospice, qu'à 1 centime, 09.

Le Dépôt de mendicité de Lyon nourrissant chaque jour 200 pauvres, il s'ensuit que l'emploi de la gélatine pour l'amélioration du régime alimentaire de ces pauvres, ne revient par jour et par homme qu'à 1 centime, 55.

Il faut ajouter à l'appui de ces résultats avantageux :

1° Que l'appareil du Dépôt de mendicité de Lyon y est en activité depuis le 23 novembre 1837;

2° Que cet appareil est trop petit et qu'il occasionne, par conséquent, une dépense relativement trop grande;

3° Que si l'on se servait de cet appareil comme de moyen de chauffage, on économiserait au moins pour 2 francs de houille par jour.

Et il faut faire remarquer le service qu'a rendu M. le docteur Montain, en donnant une grande valeur à la graisse sortant de l'appareil, par la vente de cette graisse aux parfumeurs et aux pharmaciens qui la préfèrent à la moelle de bœuf et à l'axonge.

Quant au rapport fait à l'administration de l'hospice St-Nicolas de Metz, il faut remarquer :

1° Que l'appareil de cet hospice y fonctionne depuis le 1er juin 1831;

2° Que le service de cet appareil avait déjà donné lieu à plusieurs rapports des plus favorables;

3° Que la population de l'hospice St-Nicolas de Metz est de cinq ou six cents individus recevant chaque, deux soupes animalisées par jour.

4° Qu'il est fort remarquable de voir, qu'à Metz comme à Lyon, les administrateurs des deux hospices déclarent, que depuis l'emploi de la gélatine dans le régime alimentaire de ces maisons, la santé des pauvres s'est si manifestement améliorée, que les infirmeries ont été pour ainsi dire désertes à toutes les époques de l'année, et malgré les circonstances sanitaires les plus défavorables.

Je n'insisterai pas davantage sur les consé-
quences que l'on peut tirer des faits cités dans
les deux rapports qui précèdent, attendu que
j'aurai occasion de revenir sur ce sujet, après le
9 octobre 1838, en rendant compte de la NEU-
VIÉME ANNÉE de service de l'appareil à gélatine qui fonctionne à l'hôpital St-Louis.

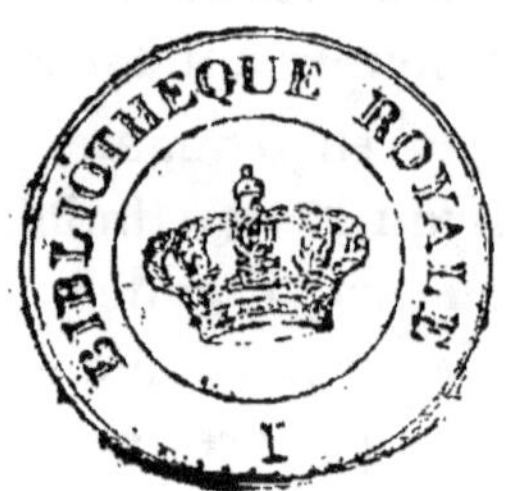

IMPRIMERIE DE Mme DE LACOMBE, RUE D'ENGHIEN, 12.